चला जाणून घेऊ या!

योगविद्या

मूळ इंग्रजी लेखिका
ललिता शर्मा

अनुवाद
मंगेश कश्यप

AF110156

मेहता पब्लिशिंग हाऊस

All You Wanted To Know About
YOGA

Originally Publised by Sterling Publishers Pvt.Ltd., New Delhi

Translated in Marathi Language by Mangesh Kashyap

चला जाणून घेऊ या! योगविद्या

अनुवाद : मंगेश कश्यप
११९/१, प्लॉट नं-१४७४, संतोष नगर,
कात्रज, पुणे-१६.

मराठी अनुवाद व प्रकाशनाचे हक्क मेहता पब्लिशिंग हाऊस, पुणे.

प्रकाशक : सुनील अनिल मेहता, मेहता पब्लिशिंग हाऊस, १९४१,
सदाशिव पेठ, माडीवाले कॉलनी, पुणे – ३०.

मुखपृष्ठ : मेहता पब्लिशिंग हाऊस

प्रकाशनकाल: जानेवारी, २००५ / सप्टेंबर, २००५ /
डिसेंबर, २००६ / सप्टेंबर, २००८ /
मे, २०१२ / पुनर्मुद्रण : सप्टेंबर, २०१५

ISBN 8177666126

मराठी आवृत्तीच्या निमित्ताने

भारतीयांची सर्वांत प्राचीन अशी आध्यात्मिक संपत्ती म्हणजे योगक्रिया. आपल्या प्राचीन ॠषीमुनींना जे प्रतिभा ज्ञान प्राप्त झालं तसेच त्यांची जी अंतर्दृष्टी फार मोठ्या प्रमाणावर विकसित झाली त्याला जी काही प्रमुख कारणे सांगितली जातात त्यात सर्वप्रथम या योगविद्येचा समावेश केला असल्याचं दिसून येतं.

आपल्या भगवद्‌गीतेतील 'योग' शब्दाचा अर्थ अनेकवेळा कर्मयोग असा घ्यावा लागत असला तरी या गीतेकडे परम आणि परिपूर्ण अस योगशास्त्र म्हणूनच पाहिलं जातं. गीतेच्या प्रत्येक अध्यायाच्या पुस्तिकेत 'योगशास्त्रे' असा निर्देश येतो. गीतेत श्रीकृष्णालाही 'योगेश्वर' असंच म्हटलं आहे.

मराठी भाषेत योगविद्येवर अनेक पुस्तकं उपलब्ध आहेत. पण त्या सर्वांच्या तुलनेत ललिता शर्मा यांच्या प्रस्तुत योगशास्त्र पुस्तकाला फार मोठं महत्त्व आहे असं वाटल्यावरून आम्ही हा अनुवाद करण्यास सिद्ध झालो. योगविद्येवर लिहिताना आम्ही 'योगा'हा बोलीभाषेत अधिक रूढ झालेला शब्द जाणीवपूर्वक या संहितेमध्ये वापरला आहे.

मेहता पब्लिशिंग हाऊस यांनी अशाप्रकारची विविध विषयांवरील छोटी छोटी पण बहुमोल पुस्तकं मराठीत आणण्याची योजना आखली आहे. त्या योजनेतील एका अत्यंत महत्त्वाच्या विषयावरील आमच्या या अनुवादित पुस्तकाचं आमचे वाचक मन:पूर्वक स्वागत करतील अशी आशा आहे.

- मंगेश कश्यप

प्रस्तावना

प्रस्तुत पुस्तक योगाच्या शारीरिकक्रियांच्या, अवस्थांच्या संदर्भात आहे. म्हणजेच 'हठयोग' होय. याच मुळे काळजीपूर्वक निवडलेली ही आसने यांचे दैनंदिन उपयोजन केल्यास आरोग्यपूर्ण असं दीर्घायुष्य मिळू शकेल. जरी पुस्तकात योगाची विविध आसने असली तरी, योग्य मार्गदर्शकाच्या सहाय्यानेच योगामध्ये प्रगती करता येते.

ॲरोबिक्स, जॉगिंग, ॲथलेटिक्स व पोहणे या व्यायामांपेक्षाही योगा शरीरास केवळ बाहेरूनच नव्हे तर आतून (मन, आत्मा) ही विकसित करतो.

योगिक क्रियांचे प्रमुख उद्दिष्ट हे शरीराचा (मनाचाही) ताण घालविणे व त्यास सैल, मुक्त करणे हा आहे व एकदा का तुमचे शरीर ताणापासून मुक्त झाल की त्यात उर्जा व उत्साह भरला जातो.

हठयोगामुळे शरीर बळकट होते. रक्ताभिसरण वाढते व मनुष्य आत्मानुभूतीकडे जातो.

ललिता शर्मा

अनुक्रम

१. ओळख / १

२. योगाचा इतिहास / ३

३. आजारपणासाठी आसने / ५

४. बैठी आसने / ९

५. उभी आसने / २२

६. पुढे झुकून करावयाची आसने / ३०

७. मागे झुकून करावयाची आसने / ३७

८. शरीरास पीळ देणारी आसने / ४१

९. आडवे पडून करावयाची आसने / ४५

१०. मस्तकाच्या अवस्था / ५३

११. क्रिया / ५८

१२. योगा आणि आहार / ६१

All rights reserved. No part of this publication may be reproduced, stored in a retrieval system or transmitted, in any form or by any means, without the prior written consent of the Publisher and the licence holder. Please contact us at **Mehta Publishing House,** 1941, Madiwale Colony, Sadashiv Peth, Pune 411030.

℗ +91 020-24476924 / 24460313

Email : info@mehtapublishinghouse.com
        production@mehtapublishinghouse.com
        sales@mehtapublishinghouse.com
Website : www.mehtapublishinghouse.com

◆ *या पुस्तकातील लेखकाची मते, घटना, वर्णने ही त्या लेखकाची असून त्याच्याशी प्रकाशक सहमत असतीलच असे नाही.*

ओळख

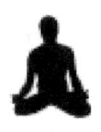

मागील काही वर्षांमध्ये योग व योग शास्त्राचा लोकांमध्ये अभ्यास व रस वाढलेला दिसतो. हे केवळ आपल्याच देशात जेथे योगा काही हजार वर्षांपूर्वी निर्माण केला गेला तेथेच नव्हे तर इतर देशातही आढळते.

असे योगा मध्ये काय आहे की व्यवसाय, विषय इ. वेगवेगळे असलेल्या व्यक्ती ज्यात व्यावसायिक, कामगार, गृहिणी, विद्यार्थी किंवा मूल असो या सर्वांनाच योगाने जनजागरण केले.

योगा मनावर शिस्त बिंबवतो. तसेच योगा शरीरास एक अवस्था आणतो. केवळ एक उपचार पद्धत न राहता योगा शरीराचा, मनाचा, आत्म्याचा मिलाफ घडवितो. यातील आसनांमधील अवस्था, शैथिल्य, श्वसन, शरीरास त्यातून स्त्रवणाऱ्या व ताणांमुळे घातक होणाऱ्या स्त्रावांना निष्क्रिय करतात व शरीरात चैतन्य आणतात. त्या मुळेच योगसत्र झाल्यावर लोकांना पुन:उर्जित झाल्यासारखे वाटते. योगा दैनंदिन आयुष्यातील ताणतणावामुळे निर्माण होणाऱ्या शारीरिक दौर्बल्यास घालवितो. म्हणूनच दैनंदिन योग उपयोजनामुळे शरीर उर्जित व उत्साही रहाते.

योग क्रियां मध्ये शरीराची कमीत कमी उर्जा वापरली जाते.

म्हणूच योग सत्र संपल्यावर साधक स्वत:स थकलेला, दमलेला प्रतित करीत नाही. कारण शरीराच्या सांध्यामध्ये विविध आसनांमुळे मोकळेपणा निर्माण होतो. एक प्रकारे योगासने साधकात आचार, विचार, वाचा यात समरुपता आणतात. या प्रवासात साधकाचा शारीरिक ते मानसिक व मानसिक ते आत्मिक पातळी असा उत्कर्ष होतो.

योगासनांमधील विविध अवस्था शरीराच्या फुफ्फुसे, यकृत, प्लिहा, स्वादुपिंड, कंठग्रंथी, मूत्राशय या भागांना व्यायाम घडवितो व त्यांना कार्यक्षम ठेवतो. आणि हाच योगिक शरीराच्या ठेवणीचा फार मोठा लाभ आहे.

याचमुळे केवळ २५ ते ३० मिनिटांच्या योगासनांचा सराव दररोज करता आला नाही तरी दुसऱ्या किंवा तिसऱ्या दिवशी केल्यास साधकास शारीरिक व मानसिक दृष्ट्या अगदी वृद्धापकाळापर्यंत सक्षम, सुदृढ, निरोगी ठेवतो.

◆

२ । योगविद्या

योगाचा इतिहास

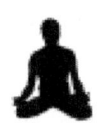

भारतीय संस्कृतीने या विश्वाला अनेक उपलब्धी दिल्या आहेत, ज्यामध्ये आधुनिक जगास दिलेली महान उपलब्धी म्हणजे योगाची प्राचीन कला ही होय. योगांचा तंतोतंत उगम व मूळ अज्ञात असले तरी ते शतकानुशतके प्राचीन आहे हे निश्चित.

योग हे प्राचीन ग्रंथ 'वेदां'मधून आले आहेत. ज्या वेळी मानवास ज्ञानाची व आत्मज्ञानाची जिज्ञासा निर्माण झाली, तेव्हा त्यांना अनुभूतीस आले की जेव्हा सर्व इंद्रिय व मन संपूर्णत: एकरूप होतात त्या वेळी जी अवस्था प्राप्त होते त्यास त्यांनी 'योग' अशी संज्ञा दिली. याचमुळे तप, साधना, आध्यात्मिक अनुभूती हे योगाचे प्रकार बनले. अर्थात हा धार्मिक विवेचनाचा प्रकार ठरतो.

सुमारे २०० वर्ष इ.स. पूर्व महान ऋषी पतंजली यांनी योग शास्त्राचे संपादन व लेखन केले. पतंजली ही पहिली व्यक्ती होती की ज्यांनी योग हे शास्त्र लिखित स्वरूपात आणले. त्याआधी हे शास्त्र मौखिक स्वरूपात होते.

त्यांचे हे लेखन म्हणजेच पुढे प्रसिद्धीस आलेले 'योग सूत्र' होय. त्यांनी अभिजात योगाच्या आठ पायऱ्या सांगितल्या. त्या

योगाचा इतिहास । ३

म्हणजे :

१.	'यम'	-	नैतिक संयमन
२.	'नियम'	-	पालन
३.	'आसन'	-	शरीराची ठेवण
४.	'प्राणायाम'	-	श्वसन नियमन
५.	'प्रत्यहार'	-	इंद्रियांचे संयमन
६.	'धारणा'	-	एकाग्रता
७.	'ध्यान'	-	मनन, चिंतन
८.	'समाधी'	-	संवेदनांच्या पलिकडील अवस्था

यातील पहिल्या पाच अवस्था या शरीर व मना संबंधीच्या आहेत. यांना 'हठ योग' म्हणतात. तर नंतरच्या तीन या 'राज योगा' संबंधी आहेत. याचमुळे 'राजयोग' 'हठयोग' या दोन्ही पद्धती एकत्र आल्यास तो एक आदर्श संयोग ठरतो. हा संयोग 'प्रत्यहारा'द्वारे साधला जातो. (पाचवी अवस्था)

◆

४ । योगविद्या

आजारपणातील आसने

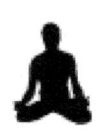

सुदृढ, निरोगी आरोग्यासाठी या पुस्तकात तपशीलवार दिलेल्या सर्व आसनांचे नियमित उपयोजन करावे. तसेच खालील पैकी एखाद्या व्याधीने ग्रस्त असल्यास दिलेल्या आसनांचा सराव करावा.

व्याधी - आसने

आम्लपित्त (Acidity)	वीरभद्रासन, उत्थित त्रिकोणासन, जानू शीर्षासन, पश्चिमोत्तानासन, शीर्षासन, सर्वांगासन.
रक्तक्षय (Anemia)	पश्चिमोत्तानासन, धनुरासन, शीर्षासन, शवासन
आतड्याची एक सूज (Appendictis)	धनुरासन, जानू शीर्षासन, सर्वांगासन, पश्चिमोत्तानासन, शीर्षासन.
हाडांचा क्षय (Arthritis)	वीरभद्रासन, उत्थित त्रिकोणासन, हलासन, सर्वांगासन.
खांद्यांचा जोड Arthritis	विरभद्रासन, उत्थित त्रिकोणासन, शीर्षासन, सर्वांगासन.

दमा (Asthama) आणि क्षय	अर्ध मत्स्येंद्रासन, सिद्धासन, भुजंगासन, सुप्त वज्रासन, सर्वांगासन, शीर्षासन, पश्चिमोत्तानासन.
पाठदुखी (Backache)	धनुरासन, भुजंगासन, जानु शीर्षासन, शीर्षासन, सर्वांगासन.
उच्च रक्तदाब (High Blood Pressure)	पद्मासन, सिद्धासन, विरासन, पश्चिमोत्तानासन, हलासन, जानुशिर्षासन.
कमी रक्तदाब (Low Blood Pressure)	बद्धकोनासन, पद्मासन, सिद्धासन, पश्चिमोत्तानासन, हलासन, शीर्षासन.
श्वसनास त्रास (Breathlessness)	सर्वांगासन, शवासन, पश्चिमोत्तानासन, हलासन, शीर्षासन.
सर्दी आणि खोकला (Cold and cough)	धनुरासन, शीर्षासन, सर्वांगासन, पश्चिमोत्तानासन.
बद्धकोष्ठता (मलावरोध) (Constipation)	पादहस्तासन, धनुरासन, हलासन, शीर्षासन, सर्वांगासन, पश्चिमोत्तानासन.
मधुमेह (Diabetes)	विरासन, सिद्धासन, सुप्त वज्रासन, अर्ध मत्स्येंद्रासन, धनुरासन, शीर्षासन, जानू शीर्षासन, हलासन, पश्चिमोत्तानासन, शवासन.

६ । योगविद्या

हगवण (Diarrhoea)	सर्वांगासन, शीर्षासन, जानू शीर्षासन.
फेफरे (Epilepsy)	हलासन, शीर्षासन, सर्वांगासन.
डोकेदुखी (Headache)	पश्चिमोत्तानासन, हलासन, सर्वांगासन, शीर्षासन.
नपुंसकता (Impotency)	बद्धकोनासन, पद्मासन, धनुरासन, पश्चिमोत्तानासन, सिद्धासन, शिर्षासन, सर्वांगासन, सुप्त वज्रासन.
निद्रानाश (Insomnia)	सर्वांगासन, शवासन
मूत्रपिंडाविषयीच्या व्याधी (Kidney Problem)	वज्रासन, बद्धकोनासन, धनुरासन, पश्चिमोत्तानासन, सर्वांगासन, शीर्षासन, जानू शीर्षासन.
स्त्रियांच्या मासिक स्त्रावा संबंधी (Menstrual Problem)	विरासन, बद्धकोनासन, पश्चिमोत्तानासन, सुप्त वज्रासन, हलासन, भुजंगासन, शीर्षासन, सर्वांगासन.

(ही आसने स्त्रीने गरोदरपणात करू नये.)

आजारपणासाठी आसने । ७

लठ्ठपणा (Obesity)	अर्ध मत्स्येंद्रासन, सुप्त वज्रासन, धनुरासन, पश्चिमोत्तानासन.
अर्धांगवात (Paralysis)	ताडासन, पद्मासन, विरभद्रासन, वीरासन, सिद्धासन, उत्थित त्रिकोणासन, शीर्षासन, हलासन, शवासन.

(केवळ तज्ज्ञांच्या मार्गदर्शनाखाली आसने करावीत.)

संधिवात (Rheumatism)	पश्चिमोत्तानासन, शीर्षासन, सर्वांगासन.
कण्याचे सरकणे (Spinal Displacement)	ताडासन, वीरभद्रासन, धनुरासन, पश्चिमोत्तानासन, उत्थित त्रिकोणासन, सुप्त वज्रासन.

◆

बैठी आसने

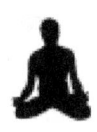

आपण साधारणपणे बसताना निष्काळजीपणे बसतो. विशेषत: पोक काढून बसल्याने शरीरास बेढबपणा येतो व पाठदुखी जडते. म्हणूनच बैठ्या आसनांचे विविध फायदे पुढील प्रमाणे :

१. बैठ्या आसनांमुळे बसण्यात एक शिस्त तयार होते.
२. या आसनांचे नियमित सराव सांध्यांना व पायांना मोकळे व क्रियाशील बनवितात.
३. या आसनांचा दैनंदिन उपयोग केल्याने अवयवांतील शैथिल्य वा अवघडलेपणा जातो.
४. ही आसने विशेषकरून दीर्घ काळ उभे राहणाऱ्यांसाठी तसेच पाठीचे दुखणे असणाऱ्यांना उपयुक्त ठरतात.

ज्या लोकांना आधाराशिवाय (पाठीस) बसण्यास अडचण जाणवते त्यांनी भिंतीस टेकून बसावे. त्यामुळे कणा सरळ राहण्यास मदत होते.

पद्मासन

हे आसन कमळाशी साधर्म्य दर्शविते.

- पद्मासन सर्वांसाठी उपयुक्त असते.
- निद्रानाश व अस्थमा रुग्णांसाठी विशेष उपयोगी.
- स्नायूंना उत्तेजीत करते व चरबी (ज्यादाची) नष्ट करते.

बैठी आसने । ९

➤ मंत्रोच्चारणाच्या वेळी आणि चिंतन करताना याचा उत्कृष्ट सराव होतो.

क्रिया

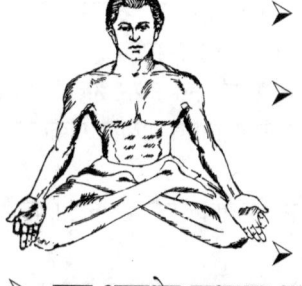

➤ पाय समोर ताठ करून बसा.

➤ उजवा पाय डाव्या मांडीवर तर डावा पाय उजव्या मांडीवर ठेवा.

➤ आता दोन्ही हात त्या त्या बाजूंच्या गुडघ्यावर ठेवा व इतर बोटे स्थिर ठेऊन अंगठा व त्या शेजारचे बोट जुळवा.

➤ पाठ व धड सरळ व समोर ठेवा.

➤ याच अवस्थेत साधारण श्वसन करत २० सेकंद रहा.

➤ पुन्हा हीच क्रिया करा.

वेळ :- ३० सेकंद

आवर्तन :- एकदा

सार : सुरूवातीला मांडीवर पाय ठेवल्यास तुम्हाला अडचणीचे होईल परंतु सरावाने आणि पुन्हा पुन्हा केल्याने तुम्हाला पद्मासन सहजतेने साध्य होईल.

१० । योगविद्या

सिद्धासन

हे आसन सिद्धी प्राप्त व्यक्तींकडून केले जाते. हे आसन कुंडलिनी शक्ती जागृत करते आणि नलिका वाहिन्या शुद्ध करते.

➢ अपचन, हृदयविकार, अस्थमा, मधुमेह यावर उपयोगी.

➢ मनही जागृत व सावध होते.

क्रिया

➢ पाय सरळ करून बसा.

➢ आता डावा पाय गुडघ्यात वाकवून त्यास उजव्या पायाच्या मांडीच्या व जांघेच्या भागात ठेवा व डाव्या पायाचा तळवा उजव्या पायाच्या मांडीत ठेवा.

➢ आता उजवा पाय गुडघ्यात वाकवा व डाव्या पायावरून तो अशाप्रकारे ठेवा की उजव्या पायाचा तळवा डाव्या पायाच्या पोटरीत जाईल.

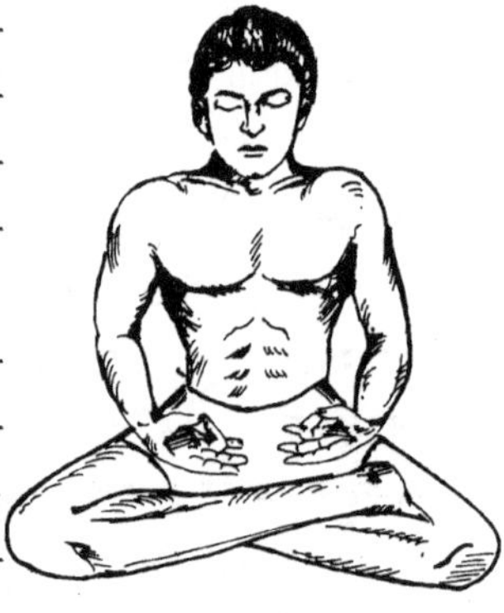

➢ कणा, मान, डोके (धड) सरळ समोर ठेवा.

➢ आता दोन्ही हात त्या त्या बाजूंच्या मांड्यांच्या जोडापाशी

बैठी आसने । ११

कोपऱ्यात वाकवून ठेवा व अंगठा आणि करंगुली शेजारचे बोट जुळवा.

- ➢ आता हळू हळू खाली पहा व हनुवटी कंठापाशी टेकेल असे पहा.
- ➢ सर्वसाधारण श्वसन ठेवा. याच अवस्थेत ३० सेकंद रहा.
- ➢ पुन्हा हीच क्रिया करा.

वेळ :- ४० सेकंद

आवर्तन :- एकदा

सार : सांधे, जोड यांच्या सुदृढतेसाठी हे आसन असून सुरवातीस दुखले तरी सरावाने ते नीट जमते.

दंडासन

दंड म्हणजे काठी, दांडी. हे प्राथमिक बैठे आसन आहे.

- ➢ अँथ्रायटीस, संधिवात या व्याधींसाठी हे आसन चांगले.
- ➢ पाय समोर ठेवून बसावयाचे असल्याने पायावर कोणताही ताण राहात नाही.
- ➢ स्नायूंच्या सरळ व विस्तारामुळे सांधे अधिक लवचिक होतात.
- ➢ या अवस्थेत पाय सरळ व ताठ असल्याने व पाठ सरळ असल्याने छातीचे स्नायू विस्तारतात.
- ➢ हे आसन अस्थमा व श्वसनाच्या तक्रारी असणाऱ्या लोकांसाठी उपयोगी आहे.

१२ । **योगविद्या**

क्रिया

➢ पाय सरळ ताठ करून बसा.

➢ हाताच्या तळव्यांना त्या त्या बाजूने जमिनीवर टेकवा.

➢ पाठीचा कणा, पाठ, खांदे, मान, डोके सरळ (उभ्या अवस्थेत) राहावेत. 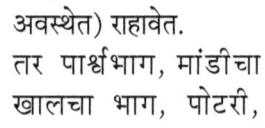 तर पार्श्वभाग, मांडीचा खालचा भाग, पोटरी, टाचा या सरळ (आडव्या) अवस्थेत ठेवा.

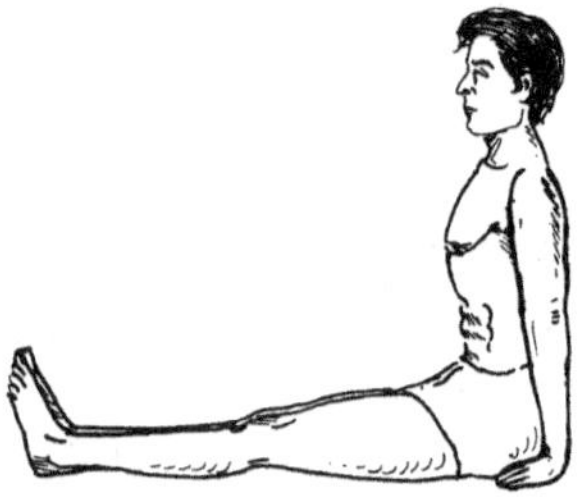

➢ पाय अशा प्रकारे सरळ ठेवून जमिनीस घट्ट टेकवा.

➢ पोक काढून बसू नका पोटास थोडा ताण देऊन सरळ बसा, छाती फुगवा.

➢ ३० सेकंदासाठी याच अवस्थेत रहा.

➢ परत हीच क्रिया करा.

वेळ :- ३५ सेकंद

आवर्तन :- एकदा

सार : पायांच्या सर्व भागासाठी उपकारक आसन, पायांवर वजन पडत नाही, स्नायू शिथिल होतात. अस्थमा वा पाठीच्या कण्याचे दुखणे असणाऱ्यांनी भिंतीचा आधार घ्यावा.

बैठी आसने । १३

बद्धकोनासन

ही एक चर्मकार स्थिती (Cobbler pose) आहे.

- मांड्यांना मजबूत करते, गुडघ्यास ताण मिळतो.
- मूत्राशयाच्या व्याधींसाठी उपयुक्त, रक्ताभिसरण वाढवितो, किडनीस कार्यक्षम ठेवले जाते.
- स्त्रियांच्या मासिकधर्माविषयीच्या तक्रारींसाठी विशेष उपयोगी.

क्रिया

- बसलेल्या अवस्थेत पाय ताणून बसा.
- दोन्ही पाय गुडघ्यात वाकवून एकमेकांसमोर अशाप्रकारे आणा की त्यांचे तळवे एकमेकांस जुळतील.

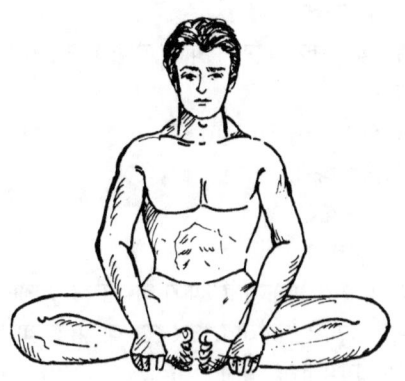

- आता हळूहळू गुडघ्यांना जमिनीस टेकवा. यात मांड्यांना व सांध्यांना ताण जाणवेल.
- ३० सेकंद या अवस्थेत रहा.
- परत हीच क्रिया करा.

वेळ :- ४० सेकंद

आवर्तन :- एकदा

सार : गर्भार स्त्रियांसाठी विशेष उपयोगी. या अवस्थेतील स्त्रियांच्या पायांस व्यायाम मिळून ते कार्यक्षम रहातात. सुरूवातीस त्रास होतो. मात्र सवयीने हालचाली सहज होऊ शकतात.

वीरासन

योद्ध्याच्या अवस्थेनुरूप असणारे. या आसनाचा सराव आपल्याला धाडसी बनवितो.

- संधिवात, ऑर्थ्रेटिस झालेल्या व्यक्तीस फलदायी.
- गुडघ्यातील व सांध्यातील दुखण्यांसाठी उपयोगी.
- जड जेवण झाल्यावर हलके वाटण्यासाठी हे आसन करावे.
- छातीस व पर्यायाने फुफ्फुसांना ताण देत असल्याने चांगले श्वसन होते.
- गायकांसाठी उपयुक्त.

क्रिया

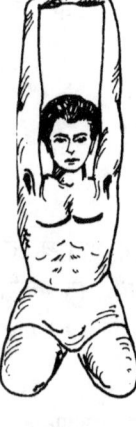

- गुडघे एकत्र वाकवून त्यावर पार्श्वभागाने बसा.
- या अवस्थेत गुडघे, तळव्यांच्या बोटांचा भाग जमिनीस टेकावयास हवा.
- आता दोन्ही हातांचे पंजे त्या त्या बाजूच्या गुडघ्यांवर ठेवा.
- छाती पुढे आणा. यामुळे सर्व शरीराचे वजन गुडघ्यांवर तोलले जाईल.
- पाठ सरळ ठेवून पोटास वरच्या बाजूस ताण द्यावा.
- साधारणपणे श्वसन करा.
- आता दोन्ही हात छातीसमोर सरळ करा आणि एकमेकांत जुळवून तळवे मोकळे करा.
- तळवे आकाशाकडे, बोटे एकमेकांत जुळवलेली, दोन्ही हातांचा दंडाकडील भाग सरळ करून (वर) कानासमीप करावा.
- ३० सेकंद याच अवस्थेत, साधारण श्वसन करत रहा.
- परत हीच क्रिया करा.

वेळ :- ४५ सेकंद

आवर्तन :- एकदा

१६ । योगविद्या

सार : जड जड वाटण्यापासून मुक्तता मिळण्यासाठी हे आसन जेवणानंतरही करता येते. प्रारंभी शरीराच्या पार्श्वभागाखाली ब्लँकेट्स दुमडून ठेवून त्यावरती किंवा पार्श्वभागाला तक्क्यासारखा (cushioing) परिणाम साधण्यासाठी या आसनाचा सराव करता येतो.

सुखासन

नवोदितांसाठी उपयुक्त व सोपे आसन असून शरीरासाठी एक स्थिती प्राप्त करून देण्यासाठी हे आसन उपयुक्त आहे.

➤ रक्ताभिसरण वाढविते.

➤ मनास शांत करते.

➤ या आसनादरम्यान शांत, गप्प रहावे.

क्रिया

➤ गुडघ्यात पायाची घडी घालून पायाचा तळवा व पाय यांच्या सांध्यांच्या ठिकाणी गुणाकारात पाय ठेवा.

➤ हे तळवे, टाच मांडीखाली आणावे.

➤ हाताचे तळवे गुडघ्यावर ठेवावे.

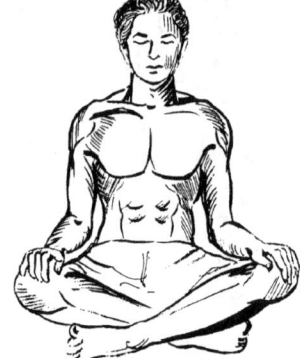

बैठी आसने । १७

- कोपरांना शिथिल करावे.
- पाठीचा कणा, मान, खांदे, धड सरळ ठेवावे.
- साधारण श्वसन करत रहावे.
- डोळे बंद करून श्वसनावर लक्ष केंद्रीत करावे.

वेळ :- ७ ते १० मिनिटे

सार : पाठ सरळ ठेवण्यासाठी जर अडचण येत असेल तर तुम्हाला भिंतीचा आधार घेता येईल.

गोमुखासन

'गोमुख' म्हणजे गाईचे डोके.

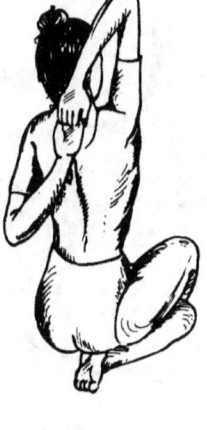

- काखेतील रक्ताभिसरण वाढविण्यासाठी उपयुक्त.
- पाठदुखीच्या व्याधीसाठी उपयुक्त. यामुळे काखेजवळचे स्नायू, गुडघे इ. अवयव मजबूत होतात.

क्रिया

- जमिनीवर बसा डाव्या पायाची टाच उजव्या बाजूच्या पार्श्वभागी घ्या.
- आता उजव्या पायास डाव्या पायावरून घडी घाला व त्याची

१८ । योगविद्या

टाच उजव्या भागाच्या पार्श्वभागी न्या.

➤ हात गुडघ्यांवर ठेवा.

➤ शरीर व पाठ सरळ ठेवा.

➤ डोळे बंद करून श्वासावर लक्ष द्या.

➤ आता उजवा हात वर नेऊन मागच्या बाजूस घडी घालून अशाप्रकारे न्या की कोपर डोक्याच्या समांतर येईल.

➤ आता डावा हात खालूनच मागच्या बाजूस वळवा

➤ या अवस्थेत दोन्ही हातांची बोटे जुळविण्याचा प्रयत्न करा. साधारण श्वसन करा व त्याची उजळणी करा.

उष्ट्रासन

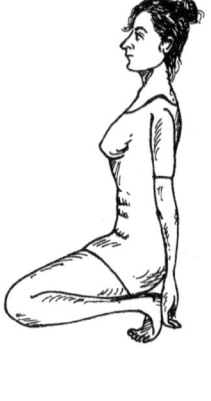

ही उंटाची स्थिती आहे.

➤ हे स्त्रियांसाठी आसन आहे.

➤ कण्यास ताण मिळून रक्ताभिसरण वाढते.

➤ ओटीपोट, मांडी, मान यांना व्यायाम मिळतो.

➤ मानेस, कंठास योग्य ताण मिळून कार्यक्षमता वाढते.

क्रिया

➤ गुडघ्यांच्या व तळव्यांच्यावर

बैठी आसने । १९

आधाराने बसा.

➤ मागच्या बाजूस कला.

➤ हात मागे सरळ खाली जाऊ देत. आता पालथ्या हाताने टाचेत तोलावे.

➤ श्वास घेताना ओटीपोट वर घ्या फक्त छातीचा भाग बाहेरच्या बाजूने वर घ्या. मान पुढे झुकवा. हात सरळच ठेवा.

➤ श्वास सोडताना पुन्हा मूळ पदावर यावे.

वेळ :- ६० सेकंद

आवर्तने :- पाच वेळा

वक्रासन

हे आसन मेद कमी करण्यास मदत करते.

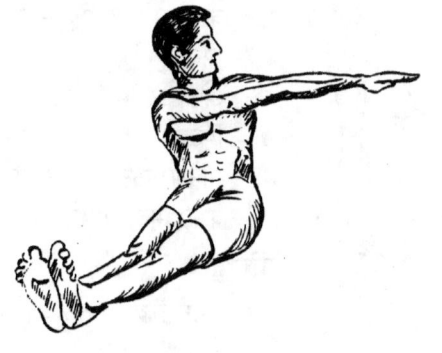

➤ मणक्यास साधारण सरकण्यास ठिक करते.
➤ कण्यास हलका पीळ देते.

क्रिया

➤ एकमेकांना जोडलेल्या अवस्थेत पाय सरळ ठेवा.
➤ हात सरळ, तळवे खालच्या बाजूस घ्यावेत, श्वास घ्यावा.
➤ श्वास सोडताना हात बाजूस वळवा.
➤ श्वास घेताना मागच्याच अवस्थेत या.
➤ हेच दुसऱ्या बाजूस करावे.

वेळ :- ९० सेकंद

आवर्तन :- पाच वेळा (आलटून पालटून)

◆

उभी आसने

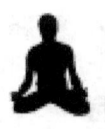

ही आसने दोन पायांवर शरीराचे वजन विभागून स्थिर उभे रहाणे या मूलभूत क्रियेवर आधारभूत आहेत.

योग्य पद्धतीने उभे राहिल्यास स्नायू, मोकळे होतात, सांधे क्रियाशील राहतात.

कंबर, मांडी, पार्श्वभाग येथील मेद कमी होतो.

बैठी कामे केल्यामुळे होणाऱ्या वेदना तसेच अस्थमा, संधिवात, पाठीच्या कण्यांचा त्रास इत्यादीचा त्रास होणाऱ्या लोकांना ही आसने विश्रांती देतात.

ताडासन

हे आसन उभे रहाण्याची योग्य अवस्था शिकवते. हे आसन कोणीही करू शकतो.

- डोक्यांपासून, टाचांपर्यंत शरीर हे क्षितिज समांतर पातळीत सरळ असते.
- शरीराचे वजन हे दोन्ही पायांवर समान विभागलेले असते. कधी कधी एकाच पायावर उभे रहाण्याची सवय असल्यामुळे पायांवर ताण येतो व ते दुखतात.
- ज्या लोकांना हृदयविकार वा पॅरालिसिसचे दुखणे असते त्यांनी

२२ । योगविद्या

भिंत वा कठड्याचा आधार घेऊन हे आसन करावे.

क्रिया

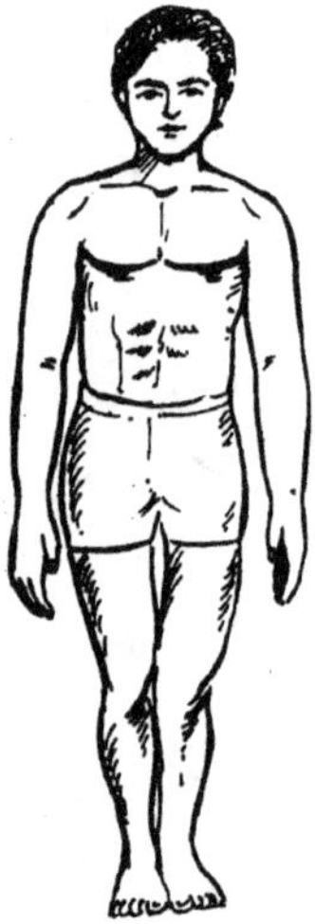

➤ पाय एकमेकांजवळ आणा, टाचा, अंगठ्याजवळील फुगीर भाग, गुडघे एकमेकांना टेकवा.

➤ शरीराच्या दोन्ही बाजूस दोन्ही हात स्थिर, ताठ ठेवा.

➤ पाठ, खांदे, मान, छाती, पोट सरळ व ताठ ठेवावेत.

➤ सरळ बघा व नियमित श्वसन करा.

➤ ३० सेकंदांसाठी हीच अवस्था ठेवा.

➤ पुन्हा हीच क्रिया करा.

वेळ :- ३० सेकंद

आवर्तन :- एकदा

सार : सर्वांनाच चालावे, उभे रहावे लागत असल्यामुळे हे आसन गरजेचे आहे. खांदे पाडणे, पोक काढून चालणे या चुकीच्या सवयी जातात. हे आसन टाळून चालणार नाही.

वृक्षासन

वृक्ष म्हणजे झाड या अवस्थेत शरीरास झाडासम स्वरूप येते.

➤ सर्व अवयवांमध्ये सुस्थिती साधत या आसनामुळे एक भरदार

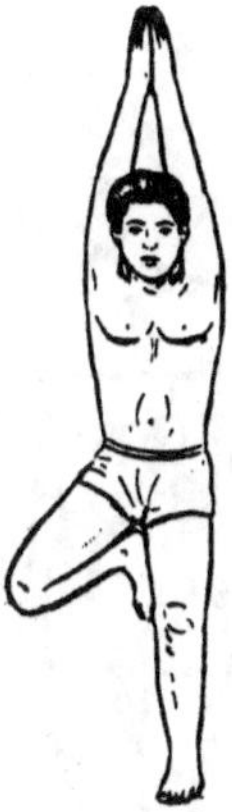

छाती आकारात येते.

➢ तळव्यात, पायात, गुडघ्यात, रक्ताभिसरण वाढते.

क्रिया

➢ सरळ उभे रहा. आता उजवा पाय गुडघ्यात वाकवून तो डाव्या पायाच्या गुडघ्याच्यावर मांडीस तळव्याच्या बाजूने टेकवा व डाव्या पायावर तोल घ्या.

➢ कानाजवळून दोन्ही हात वर करून नमस्काराच्या अवस्थेत हात जोडा व बोटे आकाशाकडे असू द्या.

➢ कोपरांवर ताण द्या.

➢ साधारण श्वसन करा.

➢ २० सेकंद याच अवस्थेत रहा.

➢ वरील सर्व क्रिया उजवा पाय उभा करून परत करा.

वेळ :- ५० सेकंद

आवर्तन :- एकदा

सार : भिंतीच्या आधाराच्या सहाय्यानेही हे आसन करता येते.

उत्थित त्रिकोणासन

उत्थित म्हणजे ताणलेले.

२४ । योगविद्या

➤ हातांचा व पायांचा सुरेख संयोग यात साधला जातो.
➤ स्नायू लवचिक बनतात व सांध्यातील साधारण दुखणी बरी होतात.
➤ ओटीपोटाच्या भागात लवचिकपणा येतो. तसेच वातप्रकृती, आम्लपित्त निवळते. स्त्रियांना मासिकधर्मासाठी (त्यातील व्याधी) उपयुक्त.

क्रिया

➤ दोन पाय फाकवून उभे रहा.
➤ डावा पाय जमिनीवर घट्ट रोवून उजवा पाय बाजूस सारा.
➤ दोन्ही हात सरळ क्षितिज समांतर करा. तळवे पुढे करा.
➤ नीट श्वसन ठेवा.
➤ आता सावकाश श्वास सोडा. उजव्या बाजूस खांद्याच्या बाजूने वाका. उजव्या हाताचा तळवा उजव्या पायाच्या तळव्याशेजारी जमिनीवर टेकवा.
➤ उजव्या पार्श्वभागास थोडे पुढे आणल्यास वाकणे सोपे होईल.

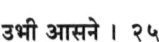

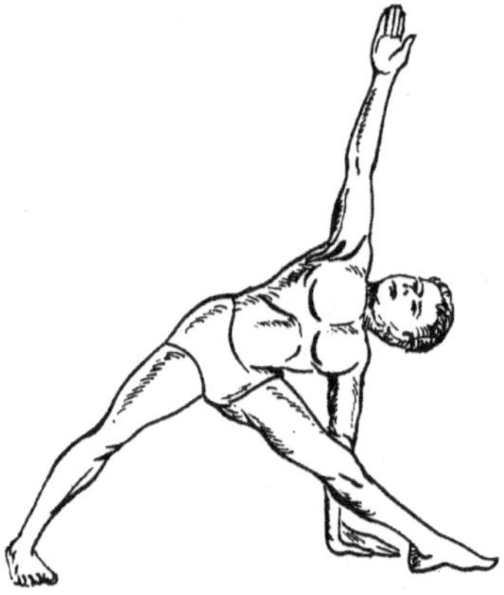

उभी आसने । २५

- डाव्या तळव्यावर व उजव्या गुडघ्यावर शरीराचे वजन तोला.
- साधारण श्वास घ्या.
- ३० सेकंद याच अवस्थेत रहा.
- शरीर वर आणताना श्वास घ्या.
- हीच क्रिया डाव्या बाजूस करा.

वेळ :- १ मिनिट, २० सेकंद

आवर्तन :- एकदा

सार : शरीराच्या पाय, हात, पाठ, पोट, डोके, ओटीपोट या भागांना व्यायाम पुरविला जातो. हे आसन करताना काळजी घ्यावी.

वीरभद्रासन

हे आसन म्हणजे योद्धावस्था.

- ओटीपोट, गुडघे, कंबरेस उपयुक्त.
- सांधे, जोड लवचिक व कार्यक्षम बनतात.
- मणक्यातल्या दुखण्यासाठी उपयुक्त.
- कंबरेभोवतीची चरबी नष्ट होते व गर्भाशय हलले असल्यास योग्य जागेस येते.

क्रिया

- पाय फाकवून उभे रहा.
- हाताचे तळवे जमिनीकडे करून हात क्षितिज समांतर आडवे धरा. हळू उजव्या पायाचा बोटाकडील भाग उचला. आता

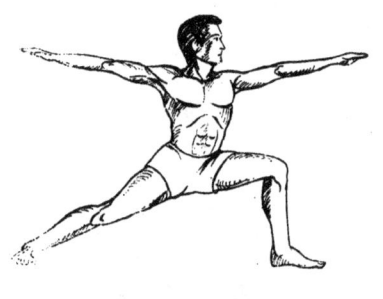

तळवा, गुडघा हे उजव्या बाजूस समोर करून पाऊल जमिनीवर ठेवा.

➤ उजवा पाय वाकवून जमिनीवर ठेवताना असा ठेवा की गुडघा वा टाच सरळ रेषेत येतील.

➤ डोके वळवून उजवीकडे पहा. ३० सेकंद याच अवस्थेत रहा.

➤ नेहमीप्रमाणे श्वास घ्या.

➤ हीच क्रिया डाव्या बाजूस करा.

वेळ :- १ मिनिट, २० सेकंद

आवर्तन :- एकदा

सार : पाठ सरळ होते. शरीर आकारबद्ध होते. पोट, छातीच्या स्नायूंना ताण मिळतो.

पादहस्तासन

हे आसन शरीरातील अनावश्यक चरबी कमी करण्यास मदत करते.

- कण्याचे, पोटाचे, खांद्याचे स्नायू बद्ध होतात. शरीर आकारबद्ध होते.
- पचन वाढविते.
- लिव्हर, किडनी पोटाची कार्यक्षमता वाढविते.

क्रिया

- हात सरळ ठेवून उभे रहा. 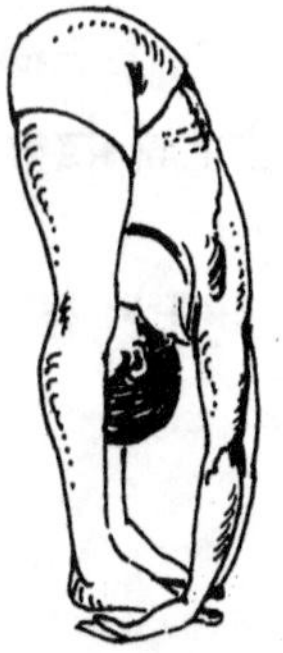
  - तळव्यात अंतर ठेवा, टाचा व गुडघे टेकलेले (एकमेकांना) असू द्या.
  - खांद्यासमोर हात सरळ करा.
  - हळू श्वास सोडून, गुडघे न वाकविता खाली तळहात जमिनीला टेकेपर्यंत खाली (ओणवे) वाका .
  - साधारणपणे श्वसन करा.
  - १० सेकंदासाठी ह्याच स्थितीमध्ये रहा.
  - पुन्हा हीच क्रिया करा.

  वेळ :- २० सेकंद

आवर्तन :- एकदा

सार : या आसनामुळे पोट, मांडी, कंबर येथील अतिरिक्त चरबी कमी होते. तसेच साधारण दुखापतीमुळे पायाकडील हाडामध्ये काही दोष निर्माण झाला असल्यास तो दुरूस्त होतो.

चक्रासन

➤ पाठीच्या स्नायूंना व्यायाम मिळतो.
➤ पोटाच्या स्नायूंनाही व्यायाम मिळून पचन सुधारते.
➤ मान, खांदे, कणा यांना व्यायाम होतो.
➤ लिव्हरची कार्यक्षमता वाढते.

क्रिया

➤ सरळ उभे रहा. दोन पायांमध्ये १८ ते २० इंचांचे अंतर ठेवा.
➤ आता हात उंचावून दोन्ही हातांची बोटे मुठीच्या अवस्थेत जुळवा.
➤ श्वास घेत असताना मागे झुका.
➤ या अवस्थेत ६ सेकंद रहा.
➤ श्वास सोडताना पुढे झुका.
➤ मात्र गुडघे वाकू देऊ नका.
➤ प्रयत्न करा की डोके गुडघ्यास टेकेल व हात जमिनीस टेकतील.
➤ आता श्वास घेत धड सरळ करा. थांबा.

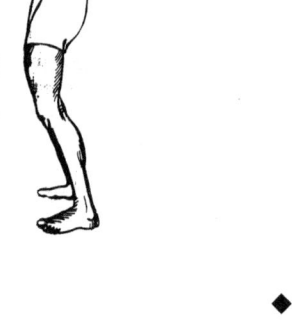

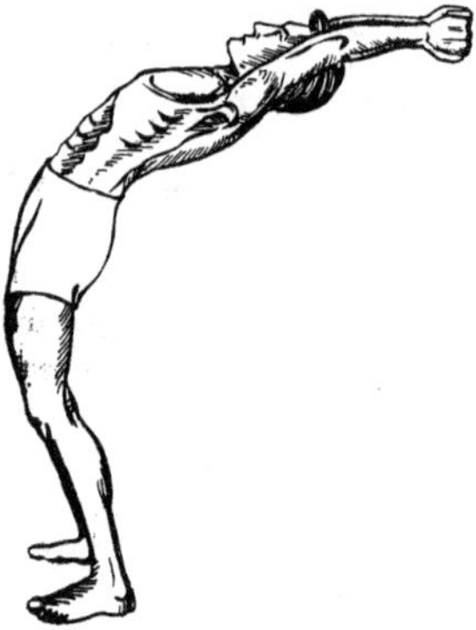

वेळ :- ५० सेकंद
आवर्तन :- पाच वेळा.

पुढे झुकून करावयाची आसने

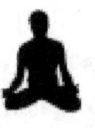

नावाप्रमाणेच या आसनांमध्ये पाठीस पुढे वाकवून झुकण्याची क्रिया अपेक्षित आहे. पुढील प्रकारे हे आसन उपयोगी आहे.

पाठीस ताण मिळून कणा सरळ रहातो, लवचिकता रहाते.

पोटाच्या स्नायूंना व्यायाम मिळून पचनक्रिया वाढते.

स्त्रियांना मासिक धर्माच्या सुलभतेसाठी फलदायी.

जर या आसनाचा नियमित सराव ठेवला तर पाठीचे दुखणे योग्यप्रकारे कमी होते.

पश्चिमोत्तानासन

'उत' म्हणजे तीव्रता. पश्चिमेच्या दिशेने ताण देण्याची कृती या आसनात असते.

➤ सर्व पुढे झुकून करावयाच्या आसनामध्ये या आसनात पाठ पूर्णत: पुढे झुकवावी लागते. शरीरात सर्व ठिकाणी 'प्राण'चे परिवहन होते.

➤ लिव्हर, किडनी, मूत्राशय, पचनसंस्था यांच्या कार्यक्षमतेमध्ये वाढ होते. मेंदूस आराम मिळतो.

➤ नपुसंकता टाळून, प्रजनन अवयवांस पुष्टी मिळते.

३० । योगविद्या

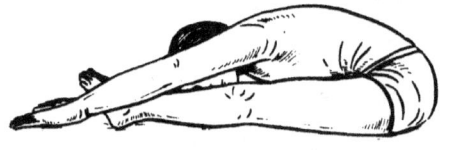

क्रिया

➤ पाय समोर ताणून बसा.

➤ पार्श्वभाग जमिनीस नीट टेकवून पाय टाचांवर ठेवा.

➤ पोटास वरच्या बाजूस ताण देऊन पाठीस न वाकवता केवळ मणक्याच्या वरच्या भागास थोडेसे पुढे झुकवून, हाताच्या तळव्यांनी पायाच्या तळव्यास स्पर्श करा.

➤ गुडघे थोडेसे वाकवून, श्वास सोडा, हळूहळू डोळे व धड खाली आणा.

➤ कपाळ पायांवर टेकवा, नाकाचा शेंडा गुडघ्यास टेकावा, पाठ सरळ ठेवावी. पायांचा खालचा संपूर्ण भाग जमिनीस टेकवावा.

➤ पायांचा खालचा भाग खाली दाबून तर वरचा भाग वरती उचलल्यास चांगली अवस्था प्राप्त होऊ शकते.

➤ याच अवस्थेत ३० सेकंद रहा.

➤ डोके वर उचलताना श्वास घ्यावा.

➤ पुन्हा हीच क्रिया करा.

पुढे झुकून करावयाची आसने । ३१

वेळ :- ५० सेकंद

आवर्तन :- एकदा

सार : जर डोके पायावर टेकविण्यास त्रास होत असेल तर पायांवर रजईची घडी ठेवावी. मात्र धड खाली व पाठ वाकवून आणि छाती टेकवून आसन करू नये.

जानुशिरासन

'जानु' म्हणजे गुडघा व 'शीर' म्हणजे डोके.

➤ या आसनात 'कुंडलिनी' जागृत होते व शरीर आणि मन तल्लख होते.

➤ पचन संस्थेतील स्नायूंना व्यायाम मिळून ते कार्यक्षम होतात.

➤ लिव्हर, प्लीहा, किडनी व पोटाचे स्नायू चांगले होतात.

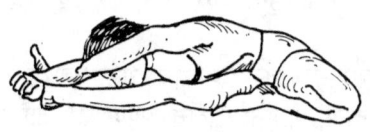

➤ नर्व्हस सिस्टीम व मेंदू कार्यक्षम राहतात.

➤ डोकेदुखी, उच्च रक्तदाब, मधुमेह या व्याधींसाठी उपयुक्त.

क्रिया

➤ पाय पुढे पसरून बसा.

- डावा पाय गुडघ्यात वाकवा.
- आता टाच ओटीपोटास व बोटांकडील भाग उजव्या पायाच्या मांडीच्या वरच्या (कंबरेच्या) खालच्या बाजूस टेकवा.
- डाव्या पायाचा गुडघा अशाप्रकारे वाकलेल्या अवस्थेत ठेवा की तो मांड्यांच्या सांध्यांस समांतर राहील.
- आता दोन्ही हातांनी ताणलेल्या पायांच्या तळव्यास घडी घाला (डाव्या हाताने उजव्या हाताचे मनगट पकडा)
- धड पुढे झुकवून डोके पायास टेकवा, पाठीस वाकू देऊ नका व श्वास सोडा.
- ३० सेकंद याच अवस्थेत रहा.
- हिच क्रिया दुसऱ्या पायावर करा.

वेळ :- १ मि. ३० सेकंद

आवर्तन :- एकदा

सार : मलाशय रिकामे असताना (अनावशा पोटी) या आसनाचा सराव करणे सोपे असते.

त्रिआंगमुखैकपद पश्चिमोत्तासन

'त्रिआंग' म्हणजे शरीराचे पायाकडील तळवा, गुडघा आणि पार्श्वभाग हे तीन भाग. हे अवयव ह्या पुढे ताण द्यावयाच्या आसनात महत्त्वाचे ठरतात.

- या आसनांच्या सरावामुळे गुडघा, घोटे बळकट होतात व स्नायू, हाडांची वाढ होते.

पुढे झुकून करावयाची आसने । ३३

➤ पाठीस ताण देऊन वाकावयाचे असल्याने पोटांच्या स्नायूस व्यायाम मिळतो.

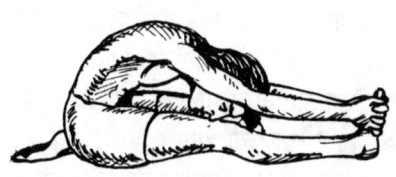

क्रिया

➤ पाय समोर पसरून बसा.

➤ आता उजवा पाय गुडघ्यात वाकवा व पाय उजव्या पार्श्वभागाखाली आणा जेणेकरून टाच पार्श्वभागास टेकेल तर बोटाकडील भाग जमिनीस पुढे टेकेल. यात उजवा पार्श्वभाग थोडासा वर उचला मात्र शरीराचे पूर्ण वजन डाव्या पार्श्वभागावर येणार नाही याची काळजी घ्या.

➤ आता दोन्ही हातांच्या तळव्यांनी पायाचा (डाव्या) तळवा पकडा. पाठ न वाकवता, छाती न टेकविता, धडास खाली आणा व खाली आल्यावर श्वास सोडा.

➤ कपाळ डाव्या पायाच्या गुडघ्यावर टेकवा, यात डाव्या पायाचा वेग खाली दाबून धरा. डावा गुडघा वाकवू नका. सरळ ठेवा.

३४ । योगविद्या

साधारण श्वसन करत ४५ सेकंद असेच रहा.

➤ हीच क्रिया दुसऱ्या पायावर करा व आसन पूर्ण करा.

वेळ :- २ मिनिटे

आवर्तन :- एकदा

सार : आसन करताना पूर्ण काळजी घ्यावी लागते. चुकीच्या स्थितीत गुडघ्यास वा पाठीच्या स्नायूंस दुखापत होऊ शकते.

प्रणतास

➤ ही लहान मुलाची अवस्था आहे. आसने करताना शरीरास शिथिल करते.

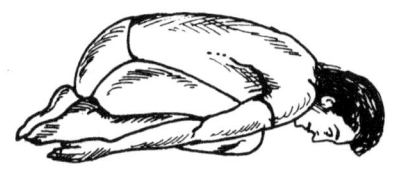

क्रिया

➤ गुडघ्यात वाकून बसा.

➤ हात गुडघ्यासमोर ठेवा व गुडघ्यावर हळूवारपणे तोल घ्या.

➤ आता गुडघ्यांवर हात ठेवत पोटरीवर बसा.

पुढे झुकून करावयाची आसने । ३५

➤ खांद्यांना शिथिल करून कंबर पार्श्वभाग पुढे झुकवा व हात पुढे करून हातांच्या तळव्यांना जमिनीवर राहू द्या.

➤ डोके जमिनीवर टेकवा. श्वसन नियमित ठेवा.

➤ या अवस्थेत १० सेकंद रहा.

वेळ :- ३० सेकंद

आवर्तन :- एकदा

सार : हे आसन शरीरास शिथिल करते, आसने करताना याचा उपयोग होतो.

◆

मागे झुकून करावयाची आसने

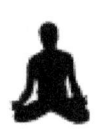

शरीर मागे वाकवून करावयाची ही आसने आहेत. यात पाठीचे स्नायू मागे वाकविले जातात.

पाठदुखी व कण्याच्या व्याधी बरे करते.

पाठ मागे वाकविल्याने पोटास ताण पडतो व रक्ताभिसरण वाढते.

या आसनांमुळे ओटीपोट, मूत्राशय व त्या भागातील अवयवांची कार्यक्षमता सुधारते.

भुजंगासन

नागासारखे धड, मान, तोंड वर करून हाताच्या आधारावर धडास तोलणे, खांद्याचे, बाहू पूर्ण विस्तारणे.

- ➢ या आसनामुळे पाठीचे दुखणे व कण्याचे सरकणे बरे होते.
- ➢ पोटातील आतड्यांवर व पचन संस्थेस योग्य ताण मिळत असल्याने बद्धकोष्ट व्याधीसाठी उपकारक.
- ➢ ओटीपोट व मूत्रमार्ग हे अवयव कार्यक्षम होतात. स्त्रियांना मासिक धर्मात सुलभता येते.

क्रिया

- ➢ पोटावर आडवे व्हा, चेहरा क्षितीज समांतर ठेवा व हनुवटी छातीस टेकलेली ठेवा.

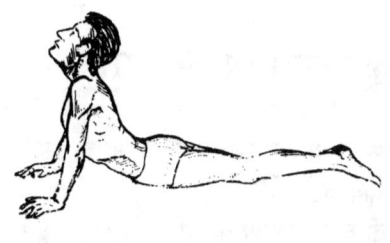

- खांद्याखाली हात सरळ जमिनीवर टेकवा. तळव्यांवर शरीराचे ओझे पेला.
- श्वास घेत हातावर धडाचे वजन तोलत मान, डोके, छाती वरच्या बाजूस करा, पाय सरळ जमिनीस सलग असावे, ताण द्यावा. तळवे (पायाचे) आकाशाकडे असावे. पायांची बोटे जमिनीस टेकवावी.
- खांदे व पाठ पूर्ण विस्तारलेली असावी. पोट ताणलेले असावे.
- श्वास धरून ठेवा.
- २० सेकंद या अवस्थेत रहा.
- श्वास सोडा, खाली या.
- पुन्हा हीच क्रिया करा.

वेळ :- ४० सेकंद

आवर्तन :- एकदा

सार : शरीर आकारबद्ध होते. मानुदखी, पाठदुखी बरी होते.

३८ । **योगविद्या**

छाती रुंदावते, खांदे रुंदावतात.

धनुरासन

या आसनात हात व पाय यांच्या सहकार्याने त्यांना धनुष्याच्या कडांना प्रत्यंचा ओढल्यावर होणाऱ्या आकारात शरीरास वाकविले जाते. त्यामुळे शरीरास प्रत्यंचा ताणल्यावर धनुष्याचा आकार जसा होतो तो आकार प्राप्त होतो.

➤ या अवस्थेत पोटावर ताण येत असल्याने आतील स्नायू, पचन संस्था येथील रक्ताभिसरण वाढते व कार्यक्षमता वाढते.

➤ कण्याची व्याधी व हाता-पायांच्या सांध्याची व्याधी बरी होते.

➤ पचनक्रिया वाढते.

➤ शरीर कार्यशील बनते, ताण सहन करायची क्षमता वाढते.

क्रिया

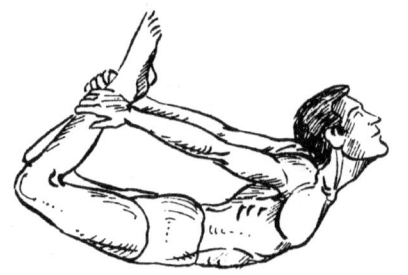

मागे झुकून करावयाची आसने । ३९

- शरीर शिथिल करून पालथे पडा. तोंड जमिनीवर ठेवा.
- हात त्या त्या बाजूंना सरळ ठेवा.
- पाय गुडघ्यात वाकवून हळूहळू वर घ्या हातांनी पायाचे तळवे सांध्यापाशी पकडा.
- श्वास सोडून छाती व डोके जमिनीपासून वर उचला.
- गुडघे जोडलेल्या अवस्थेत पोट व ओटीपोट जमिनीस नीट टेकलेले या अवस्थेत हाताने पाय ताणून धरा व श्वास घ्या.
- २० सेकंदासाठी श्वास अवरोधून धरा. मग सोडा.

वेळ :- ३० सेकंद

आवर्तन :- एकदा

सार : पोटावर मुख्य ताण येणार असल्याने अनावशा पोटाने हे आसन करावे व शेवटच्या मुख्य अवस्थेत शरीर पुढे मागे झुलवावे.

◆

४० । योगविद्या

शरीरास पीळ देणारी आसने

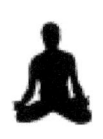

शरीरास पीळ देऊन मणक्यास सुस्थितीत ठेवण्यासाठी प्रस्तुत आसने असतात. पोट, कंबर व मणक्यासकटच्या शरीराचे अवयव मुख्यत्वे अंतर्भूत असतात. या आसनामुळे मणक्याचे विकार बरे होतात. पचन सुधारते.

अर्ध मत्स्येंद्रासन

अर्धा भाग व मस्त्येंद्रनाथ या योगींनी जगास हे आसन पहिल्यांदा शिकविले म्हणून त्यांचे नाव.

➤ पचन सुधारते व कुंडलिनी जागृत होते.
➤ पोटाच्या व पाठीच्या स्नायूंना लवचिकता आणते व रक्ताभिसरण वाढविते.

क्रिया

➤ जमिनीवर बसा, उजवा पाय गुडघ्यात वाकवून टाचेकडील भाग उजव्या पार्श्वभागाखाली आणा.
➤ आता डावा पाय गुडघ्यात उभ्या अवस्थेत असा वाकवा की तळपाय, उजव्या पायाच्या गुडघ्याजवळ येईल.
➤ उभ्या डाव्या पायाच्या गुडघ्यावर उजवी काख टेकवा.
➤ हळू हळू डाव्या पायाचा गुडघा मागे काखेच्या बाजूस आणा,

शरीरास पीळ देणारी आसने । ४१

त्याचवेळी उजव्या हाताने डाव्या पायाचा पावलाचा वरचा भाग धरून ठेवा.

- धडाचा भाग डाव्या खांद्याच्या बाजूस जमेल तेवढा त्या बाजूस न्या.
- मानही त्याच बाजूस वळवून खांद्याच्या दिशेस समांतर ठेवून समोर पहा.
- डावा हात पाठीमागून घेऊन उजव्या मांडीस टेकवा.
- पाठ, पोट, छाती ताठ सरळ ठेवा.
- या अवस्थेत ३० सेकंद रहा.
- साधारण श्वसन करा.
- हीच क्रिया दुसऱ्या बाजूस करा.

वेळ :- १ मिनिट, ४० सेकंद .

आवर्तन :- एकदा

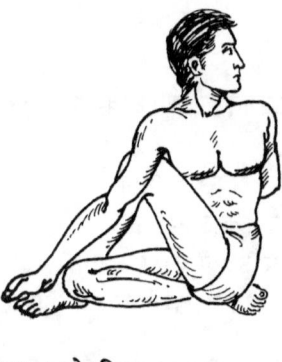

सार : पाठीमागे ट्विस्ट करताना काळजी घ्यावी. स्त्रियांनी काही विशिष्ट आजार (leucorrhea, menorrhagia, metrohagia) असताना हे आसन करण्याचे टाळावे. मात्र या आसनाने किडनी, आतडी, स्वादुपिंड, यकृत आणि प्लीहा या अवयवांना आरोग्यदायी लाभ होतो.

४२ । योगविद्या

गरूडासन

गरूड अवस्थेचे आसन.

- सांध्यांना मोकळे करण्यास (खांदे, कोपरे, मनगटे, कंबर, गुडघे, सांधे) व स्नायूंना ताण देण्यास उपयुक्त

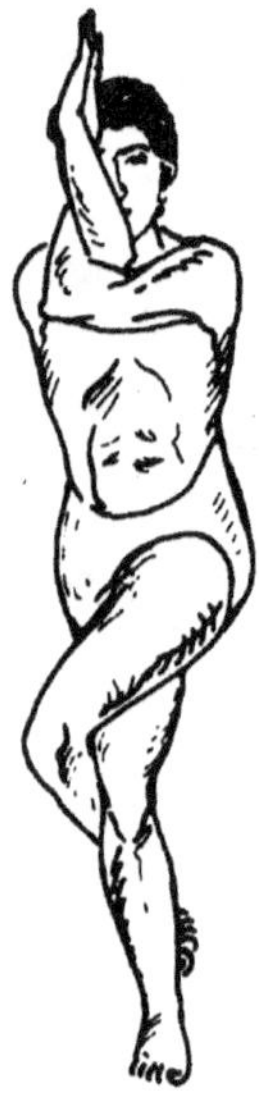

क्रिया

- सरळ उभे रहा. आता उजवा पाय उचलून डाव्या पायावर असा वळवा की, मांडीकडील भाग दुसऱ्या पायाच्या मांडी व कंबर यांच्या सांध्यापाशी तर गुडघ्याच्या खालील पायाचा भाग दुसऱ्या पायाच्या पोटरीपाशी आणा.
- या अवस्थेत उजव्या पायाने डावा पाय बंधित होईल व पाय सुटणार नाहीत.
- श्वास सोडत उजव्या पायाने डाव्या पायावर चांगली पकड घ्या. तोपर्यंत जोपर्यंत शरीरास जास्तीत जास्त वेढा पडत नाही.
- हातही एकमेकांत गुंफा ज्याने पीळ मिळेल.
- हाताचे तळवे मनगटात वळवून असे ठेवा की ते एकमेकांसमोर येतील.
- श्वास घेत मूळ स्थितीत या.

शरीरास पीळ देणारी आसने । ४३

वेळ :- २० सेकंद

आवर्तन :- ३ वेळा आलटून पालटून दोन्ही बाजूंस.

सार : या आसनाचा नियमित सराव केल्यास शरीराची लवचिकता कायम ठेवण्यास आणि वाढविण्यास मदत होते.

◆

आडवे पडून करावयाची आसने

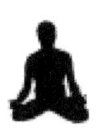

आडव्या स्थितीत पडून करायच्या या आसनांमुळे आपल्या शरीरास शैथिल्य प्राप्त होते. स्नायूंमधील ताण नाहीसा होतो. मेंदू शांत होतो. अति कष्ट, कामामुळे उद्दीपित शरीरास शांत करण्यासाठी प्रभावी.

मुख्यत: निद्रानाश, अतिताण, अपचन, पोटांचे विकार, जड वाटणे या व्याधींवर गुणकारी.

मानसिक अस्थिरता व आर्थेटिस असणाऱ्यांनी पाठीशी आधार घेऊन प्रस्तुत आसन करावे.

सर्व आसने झाल्यावरच हे आसन करावे. दुसऱ्या आसनांच्या दरम्यान हे आसन कधीही करू नये. कारण त्यामुळे स्नायुपद्धतीत बिघाड होण्याचा संभव असतो.

शवासन

शरीराचे डोक्यापासून पायापर्यंत व शरीरांतर्गत अवयव शिथिल होतात.

➤ शरीराचे अवयव, स्नायू, मेंदू, हाडे हे शांत होतात.

➤ या आसनांत श्वासाच्या नियमित तालावर लक्ष केंद्रित करण्याचे असते. याचमुळे ताण नष्ट होतो. अस्थमा, निद्रानाश, हृदयविकार

इ. व्याधींनी ग्रस्त असलेल्यांनी हे आसन केल्यास उपयुक्त.

➤ पाठ दुखीने त्रस्त असलेल्यांनी खुर्चीवर बसून केल्यास चालते.

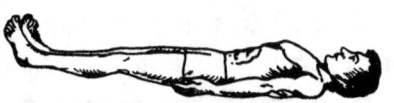

क्रिया

➤ पाठीवर उताणे पडा.

➤ हाताचे तळवे त्या त्या बाजूस आडवे ठेवा व तळवे आकाशाकडे असू द्या.

➤ दोन पायांमध्ये थोडे अंतर ठेवा.

➤ दोन्ही पाऊले एकमेकांच्या विरुद्ध दिशेला ठेवा.

➤ हळूवार श्वसन करा.

➤ सांध्यावर लक्ष केंद्रित करा व त्यांना आराम द्या.

➤ आता शरीराच्या डोक्यापासून पायापर्यंत विविध अवयवांवर लक्ष केंद्रित करून त्यांना शिथिल करा.

➤ सावकाश श्वसन करा, दीर्घ श्वास घेऊन, पूर्ण नि:श्वास सोडा.

➤ श्वास सोडताना श्वसनावर लक्ष केंद्रित करून मेंदूस आराम द्या.

➤ या अवस्थेत एक मिनिट रहा.

➤ हळू हळू डोळे उघडा व पूर्णत: ताजेतवाने व्हा.

४६ । योगविद्या

सुप्त वज्रासन

सुप्त म्हणजे आडवे पडणे.

- या आसनात मागे पडून, मागच्या बाजूस हात ताठ पसरविणे आवश्यक असते. कण्याची लवचिकता अपेक्षित आहे.
- मांड्यांकडील, कंबरेकडील, लिव्हर, प्लिहा, किडनी या भागांस ताण मिळून कार्यक्षमता सुधारते.
- ज्या लोकांना आम्लपित्त, अपेंडीक्स, अस्थमा, पाठदुखी, अल्सर इ. आजारांनी ग्रस्त केले असेल त्यांस फलदायी.
- स्त्रियांनी मासिकधर्मादरम्यान हे आसन केल्यास त्यांना त्रास होत नाही.
- सर्व ग्रंथी कार्यक्षम होऊनआरोग्य जाणवते.
- मूळव्याध, अपचन, गॅसस्ट्रिटिस आदी व्याधींवरही गुणकारी.

क्रिया

- पाय समोर पसरून, वज्रासन अवस्था प्रथम धारण करा.
- दोन्ही पाय गुडघ्यांत वाकवून अशाप्रकारे मागे वळवा की दोन्ही पायांच्या टाचा, त्या त्या पार्श्वभागाखाली येतील.

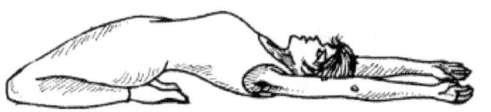

आडवे पडून करावयाची आसने । ४७

- शरीरास गुडघे व सांध्यांच्या सहाय्याने आधार द्या.
- साधारण श्वसन चालू ठेवा.
- दोन्ही हात पायांच्या बाजूवर ठेवा, श्वास सोडा, आता कोपरांवर आधार घेत धडाकडील भाग मागे वाकवा व कोपरांवर स्थिर व्हा.
- डोके मागे न्या. डोके जमिनीवर टेकू द्या.
- डोके मागे घेऊन शरीरास ताण द्या.
- मांडी, पार्श्वभाग, खांदे, डोक्याकडील भाग जमिनीवर खंबीरपणे टेकवून ठेवावा.
- हात डोक्यावरून मागे न्या व तळवे आकाशाकडे ठेवा.
- साधारण श्वसन चालू ठेवा.
- ३० सेकंद याच अवस्थेत रहा. ही कृती पुन्हा करा.

वेळ :- ५० सेकंद

आवर्तन :- एकदा

सार : ॲथलिट व खूप चालावे लागणाऱ्या लोकांना फलदायी असते. स्लिपडीस्क झालेल्यांनी पाठीस आधार देऊन आसन करावे.

यास्तिक आसन

शरीरास एखाद्या सरळ काठीप्रमाणे ठेवावयाची अवस्था.

- संपूर्ण शरीरास ताण मिळतो.
- उंची वाढविण्यासाठी उपयोगी.
- पाठदुखीसाठी फलदायी.

४८ । योगविद्या

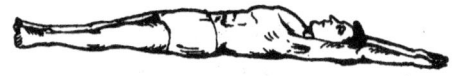

क्रिया

- ➢ जमिनीवर सरळ आडवे व्हा.
- ➢ हात डोक्यामागून सरळ वर न्या व जमिनीवर ठेवा.
- ➢ श्वास घ्या, श्वास घेत असताना पाय, हात विरूद्ध दिशेत ताणा.
- ➢ या अवस्थेत ६ सेकंद रहा. श्वास सोडा, मूळ अवस्थेत या.

वेळ :- २० सेकंद

आवर्तन :- ४ वेळा

शलभासन

'टोळ' या किटकासारखी ही अवस्था असते. या आसनात दोन प्रकारचे बदल आहेत.

- ➢ पाठीस (खालच्या बाजूस) व पायाच्या स्नायूंना बळकट बनविले जाते.
- ➢ कंबरेत व पाठीच्या मागच्या (निमूळत्या) होत जाणाऱ्या भागात होणाऱ्या वेदनांसाठी उपयुक्त.
- ➢ कंबर, पोटाकडील वजन घटविते.
- ➢ मासिक धर्माच्या अनियमितेत सुधार.

आडवे पडून करावयाची आसने । ४९

क्रिया

अवस्था १

➤ पोटावर पालथे पडा, हनुवटी जमिनीस टेकवा.

➤ दोन्ही हात दोन्ही बाजूंस सरळ पसरा, मूठ वळवा, श्वास घ्या. हात मांडीखालीही दाबून धरले जाऊ शकतात.

➤ श्वास सोडताना, उजवा पाय वर उचला जेवढा वर उचलता येईल तेवढा उचला व मूठ दाबून धरा.

➤ डोके वर उचलले जाऊ नये व गुडघे वाकू देऊ नका.

➤ श्वास घेताना पाय खाली आणा व सैल व्हा.

➤ आता डावा पाय उचलून हीच क्रिया करा.

वेळ :- ३० सेकंद

आवर्तन :- ४ वेळा

अवस्था २

➤ हाताचे तळवे मांडीखाली धरून श्वास घ्या.

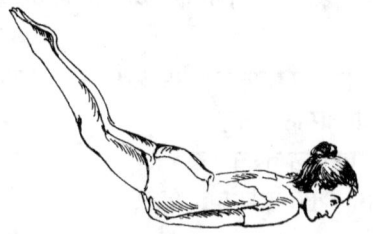

- श्वास सोडताना दोन्ही पाय वर घ्या.
- पुन्हा, श्वास घेताना दोन्ही पाय खाली घ्या व शिथिल व्हा.

वेळ :- ३० सेंकंद

आवर्तन :- प्रत्येक अवस्था चार वेळा केली जावी.

पवनमुक्तासन

पोटातील वात, बद्धकोष्ठ यासाठी हे आसन उपयुक्त आहे.

- या आसनात दोन अवस्था आहेत.
- या आसनामुळे कंबर, गुडघे, सांधे यांना व्यायाम मिळतो.

क्रिया

अवस्था १

- जमिनीवर आडवे व्हा, दोन्ही बाजूंस हात सरळ पसरा, श्वास घ्या.
- एक पाय वर घ्या, श्वास सोडताना पाय गुडघ्यात वाकवा व हातांनी गुडघा धरून ठेवा.
- गुडघा अशा प्रकारे पोटावर दाबून धरा व एक पाय सरळ ठेवा.
- या अवस्थेत ४ सेकंद रहा.

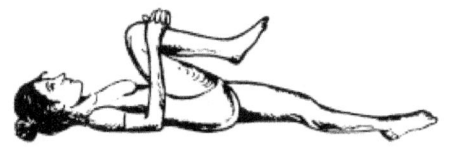

आडवे पडून करावयाची आसने । ५१

- श्वास घेताना मूळ स्थितीत या.
- दुसऱ्या पायाने हीच क्रिया करा.

वेळ :- २० सेकंद

आवर्तन :- एकदा

अवस्था २

- दोन्ही पाय गुडघ्यात वाकवा हातांनी दोन्ही पायांना वेढा घाला.
- श्वासोच्छ्वास पूर्ण होईपर्यंत या अवस्थेत रहा.
- पायांचे तळवे व गुडघे एकत्र रहावेत.
- श्वास घेताना दोन्ही पाय सैल करा. आसन पुन्हा करताना विश्रांती घेणे आवश्यक आहे.

  वेळ :- ३० सेकंद

  आवर्तन :- एकदा

◆

मस्तकाच्या अवस्था

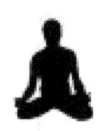

या आसनांच्या डोक्याची (धडाची) बाजू खाली व पायांची बाजू वर हा भाग मूळ गाभा होय. नियमित सरावाने कौशल्य प्राप्त करता येते. कौशल्य प्राप्त करण्यासाठी शरीराचा अचूक तोल सांभाळता येणे आवश्यक आहे. स्नायूंवर पूर्ण प्रभूत्त्वाने त्या व्यक्तिस उभी आसने करता यायला हवी. या प्रकारे शरीराचा तोल व स्नायूंचा ताण सांभाळत येऊ लागल्यास शरीर हलके वाटावयास लागते.

हे आसन ताणमुक्त करते व थकवा घालविते.

मेंदूस रक्त पुरवठा वाढतो, मेंदू तल्लख होतो.

या आसनाचा सर्वांत महत्त्वाचा फायदा म्हणजे या आसनामुळे मनाला शांतता लाभते.

शीर्षासन

'शीर' म्हणजे डोके व डोक्यावर शरीर तोलायचे हे आसन. 'आसनांचा राजा' मानले जाते.

- या आसनांमुळे वाढीसाठी आवश्यक अशा पायनिअल व पिट्युटरी या दोन ग्रंथींना पुरेसा रक्त पुरवठा होतो.
- शुद्ध रक्ताचा मेंदूस पुरवठा झाल्याने मेंदू तल्लख होतो.

क्रिया

मस्तकाच्या अवस्था । ५३

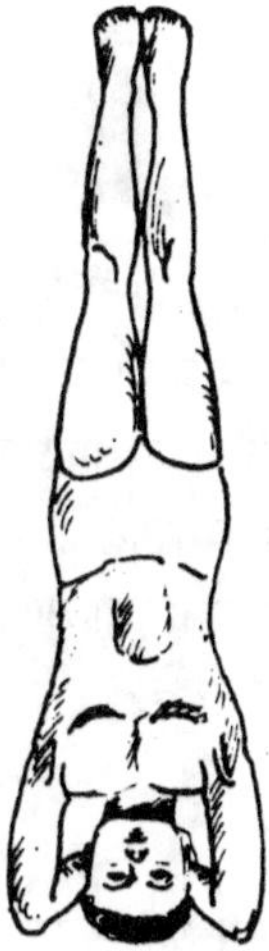

- गुडघ्यावर वाकून जमिनीवर बसा. पुढे झुका, दोन्ही कोपरे जमिनीस टेकवून बोटे एकमेकांत ओवा.
- डोके दोन हातांच्या तळव्यामध्ये कोपरांत मधून तोला.
- पाय हळूहळू वर घ्या.
- बोटांकडील भाग टेकवून मग तो आकाशाच्या दिशेने वर घ्या.
- २० सेकंद डोके खाली, पाय वर या अवस्थेत रहा.
- साधारणपणे श्वसन करा.

वेळ :- ३० सेकंद

आवर्तन :- एकदा

सार : अनावशा पोटी हे आसन करावे. त्याचा कालावधी हळूहळू वाढवत न्यावा.

हे आसन रिकाम्या पोटी करावे. परंतु आसन पूर्ण झाल्यावर कपभर दूध किंवा हलका फराळ घेतला तरी चालेल.

सर्वांगासन

सर्व शरीर अवयवांना अंतर्भूत करणारे हे आसन असल्यामुळे ह्यास 'सर्वांगासन' म्हणतात.

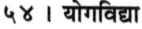

➤ मन शरीर, आत्मा यांचा सुरेख मेळ साधला जातो. हनुवटीची छातीस टेकलेल्या घट्ट अवस्थेमुळे घसा व संबंधित ग्रंथी यांना योग्य रक्त पुरवठा होतो.

➤ शरीरास हलके वाटते. मेंदू कार्यक्षम होतो.

➤ ब्राँकायटिस, अस्थमा, घशाच्या विकारांनी ग्रस्त या लोकांना या आसनाचा खूप फायदा होतो.

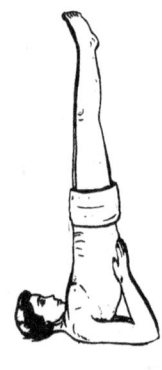

➤ मूळव्याध, मूत्राशयाचे विकार, मासिक धर्माचे विकार, हार्निया यावर उपयुक्त.

➤ शरीरात हिमोग्लोबीनची रक्तातील पातळी वाढते, तारूण्याचा काळ वाढतो.

क्रिया

➤ शरीरास पूर्ण ताण देऊन जमिनीवर आडवे व्हा.

➤ फुफ्फुसे हवेने भरून घ्या, दीर्घ श्वास घ्या. मांडीपासून, पावलापर्यंत पाय वर उचला.

➤ आता कंबर, पार्श्वभागही वर उचला, या वेळी पाठीस हाताने आधार द्या. संपूर्ण शरीराचे वजन केवळ डोके व खांदे यांवरच तोलून घ्या.

➤ पाय सरळ वर नेल्यावर बोटांकडील भाग आकाशाकडे ठेवा व

मस्तकाच्या अवस्था । ५५

त्या ठिकाणी लक्ष केंद्रीत करा. हनुवटी मानेच्या छातीच्या जोडापाशी टेका.

➤ ३० सेकंद या अवस्थेत रहा.

➤ साधारण श्वास ठेवा.

वेळ :- ४५ सेकंद

आवर्तन :- एकदा

सार : उच्च रक्तदाब असणाऱ्या लोकांनी हे आसन करू नये. नवोदितांनी जोपर्यंत स्वत:हून पाय सरळ ठेवता येत नाही तोपर्यंत कोणाच्या तरी मदतीने आसन करावे.

हलासन

'हल' म्हणजे 'नांगर'.

➤ पाठीच्या रक्तवाहिन्या, कणा, धमन्या यांचे कार्य सुधारते व या मुळे डोके व मेंदू यांचे कार्य सुधारते.

➤ साधारण, डोकेदुखी, पाठदुखी, पेटका, सांध्यांच्या व्याधी यावर प्रभावी.

➤ दीर्घकालीन आजारानंतर शक्ती परत येते.

➤ स्त्रियांनी मासिक धर्मादरम्यान व गरोदरपणात हे आसन करू नये.

क्रिया

➤ जमिनीवर आडवे पडा.

➤ हात त्या त्या बाजूस ठेवा. तळवे जमिनीवर ठेवा.

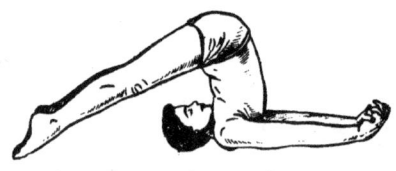

➢ पाय जवळ व एकत्र ठेवा, ताणा.

➢ श्वास आत घ्या.

➢ दोन्ही पाय वर घ्या आतल्या बाजूने पाय एकमेकांना टेकलेले असू द्या. पाठ/गुडघे वाकवू नका.

➢ पाय डोक्याच्या बाजूने मागे न्या व जमिनीस टेकवा. पायांचा तळव्याचा भाग बाहेरच्या बाजूस असू द्या.

➢ हनुवटी मानेच्या शेवटी टेकवा.

➢ साधारण श्वसन चालू ठेवा.

➢ २० सेकंद या अवस्थेत रहा.

वेळ :- ४५ सेकंद

आवर्तन :- एकदा

सार : शरीरास हे आसन उर्जा प्रदान करते. शरीराचा जडपणा जातो. कार्यक्षमता वाढते.

◆

क्रिया

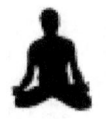

वैयक्तिक शुचिता

शरीराची केवळ बहीर्गत योगिक क्रिया करून पुरेसे नाही तर शरीराच्या सर्व भागांचे सबलीकरण, कार्यक्षमीकरण महत्त्वाचे आहे असे प्राचीन योगी संपूर्ण उत्तम आरोग्यासाठी महत्त्वाचे मानित.

'हठ योग' हा शरीराची अंतर्गत स्वच्छता करणारा योग प्रकार आहे. ह्या अंतर्गत स्वच्छतेला 'शुद्धी' म्हणतात. यास 'धत्स्य' योगही म्हणतात.

ही शुचिता सहा घड्यांची प्रक्रिया आहे. सर्व अंतर्गत व बहिर्गत अवयवांची स्वच्छता याद्वारे होते. यात कान, नाक, डोळे, नाकपुड्या, अन्ननलिका, आतडी यांचा समावेश होतो.

ह्या क्रिया सूक्ष्म विषद्रव्यामुळे होणारे आजार टाळतात.

त्राटक

डोळ्यांना व्यायाम मिळवून देणारे हे आसन असून डोळ्यांच्या स्नायूंना कार्यक्षम ठेवते. डोळ्यांचे साधारण विकार घालवून एकाग्रता वाढविते.

हे आसन करावयाच्या दोन पद्धती -

१. डाव्या खांद्यावर एकाग्रता.

५८ । योगविद्या

२. उजव्या खांद्यावर एकाग्रता.

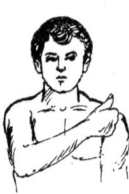

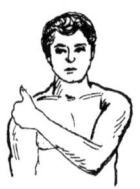

क्रिया

- ➢ सुखासन किंवा वज्रासनाच्या अवस्थेत बसा.
- ➢ शरीर, मान, डोके सरळ ठेवा.
- ➢ हाताचा अंगठा समोर आणा. त्यावर लक्ष एकाग्र करा.
- ➢ त्याच अवस्थेत हात खांद्याकडे न्या.
- ➢ डोळे अंगठ्यावरच केंद्रीत ठेवा, डोके वळवू नका.
- ➢ हिच क्रिया दुसऱ्या खांद्यावर करा.
- ➢ प्रत्येक वेळी डोळे बंद करा.

आवर्तन :- ३ वेळा आलटून पालटून.

नासिका एकाग्र

एकाग्रता वाढविते व डोळ्यांच्या स्नायूंना व्यायाम देते.

क्रिया । ५९

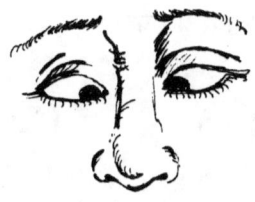

क्रिया :-

➢ जमिनीवर बसा.

➢ डोळे पूर्ण उघडे ठेवून नासिकाग्रावर लक्ष केंद्रीत करा.

➢ आता भुवयांच्या मध्ये पहाण्याचा प्रयत्न करा.

➢ डोळे थकल्यास तळव्यांनी झाका.

आवर्तन :- ३ वेळा प्रत्येक लक्षावर.

६० । योगविद्या

योगा आणि आहार

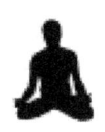

योगामध्ये आहारास फार महत्त्व आहे. आहार केवळ शारीरिक प्रभाव पाडत नाही तर मानसिक प्रभावही पाडतो.

आहार तीन प्रकारचा असतो. राजसी, तामसी व सात्विक.

१) राजसी हा आहार मांसाहारी पदार्थ, स्निग्ध, पिष्टमय पदार्थांनी युक्त असतो.

योगामध्ये हा आहार वर्ज्य आहे. कारण -

➢ यात शरीराचे वजन वाढते.

➢ यामुळे जडपणा, स्थूलता येते.

➢ यामुळे उद्दीपन होते.

२) तामसी आहारामध्ये शाकाहारी व मांसाहारी दोन्ही आहार येतात.

➢ पुर्नउष्मित केलेले पदार्थ, अति तिखट, खारट, थंड पदार्थ तेलकट आदी पदार्थांचा समावेश होतो.

➢ हा आहारही योगाद्वारे निषिद्ध केला आहे. यामुळे माणूस कोपिष्ट, रागीट, तामसी बनतो.

३) सात्विक आहारामध्ये तिखट, मीठ, तेलाचा कमीत कमी वापर असतो. हा आहार योगाद्वारे आदर्श मानला जातो. हा आहार

- संतुलित
- पचनास सुलभ
- कोलेस्टेरॉलची कमी मात्रा,
- हिरव्या पालेभाज्यांचा समावेश.

यांनी युक्त असतो.

योगिक आहाराने सुचविलेले पदार्थ

अन्न प्रकार	पदार्थ, भाजी, पीठ
पीठ	गहू, तांदूळ, ज्वारी, बाजरी. कर्बोदके मिळण्याचा उत्तम मार्ग.
दूध	दूध स्वत:मध्येच एक पूर्णान्न आहे. लोणी, ताक, दही, चीज हे प्रथिन व उष्मांकांनी जीवनसत्त्वांनी पूर्ण असतात.
डाळी	डाळी या प्रथिनांचा महत्त्वाचा स्त्रोत आहे. यात लोह व जीवनसत्त्वे विपुल प्रमाणात असतात.
पालेभाज्या	पालेभाज्या या लोह, जीवनसत्त्वे, कॅल्शियम, अमायनो ॲसिड यांचा मुख्य स्त्रोत.
भेंडी	पोटातील विकार, मूत्राशय विषयक व्याधींवर उपयोगी.
वांगे	लिव्हर संबंधींच्या विकारांवर गुणकारी.

कार्ले	रक्त शुद्धीकरणासाठी गुणकारी. प्लिहा व लिव्हर च्या विकारांवर गुणकारी.
कंदमुळे	बटाटा, बीट, गाजर हे कर्बोदकांचे मुख्य स्त्रोत आहेत.
साखर, गुळ	हे कर्बोदके, उष्मांक यांचे विपुल स्त्रोत आहेत.
फळे	सर्व प्रकारची फळे योगा शिफारस करतो.
सुकी फळे	सर्व प्रकारची सुकी फळे योगा शिफारस करतो. वरील दोन्ही फळांमधून भरपूर व्हिटामिन्स मिळतात.
तेल व मेद	मोहरी, तीळ, सूर्यफूल यांपासून काढलेली तेलंच अन्न बनविण्यासाठी वापरावित. यात मेदांचे अतिप्रमाण नसते.
तिखट व मद्य	शरीरास हानिकारक.
चहा व कॉफी	ही पेये आरोग्यास उपकारक नाहीत. जेवणानंतर ही पेये टाकावीत.

प्रत्येकाचे शरीर व आवड-निवड, आरोग्य वेगवेगळे असल्याने सर्वांना सामाईक आहार ठरविता येत नाही.

एक आदर्श आहार हा पुढील अंतर्गत घटकांमुळेच बनतो.

शक्तिदायी.

आरोग्यवर्धक.

योगा आणि आहार । ६३

समतोल - यांत धान्ये, दूध, पिष्टमय पदार्थ, चीज, हिरव्या पालेभाज्या, सलाड, फळे इ.

योगी असे म्हणतात की प्रत्येकाने गरजे पुरतेच खावे. आपण ना अति खाल्ले पाहिजे, ना कमी खाल्ले पाहिजे.

योगी म्हणतात की, पोटाच्या अर्ध्या भागात अन्न, एक चतुर्थांश भागात पाणी व उरलेला भाग हवेसाठी मोकळा असावा.

भूक लागल्यावरच जेवावे.

जेवणानंतर चार तासांचा अवकाश ठेवावा.

जेवताना पाणी पिऊ नये. एकतर अर्धा तास जेवणाआधी वा अर्धा तास जेवणानंतर प्यावे.

अन्न नीट चावून जेवावे. असे अन्न पचावयास सोपे व हलके असते.

चांगला व संतुलित आहार हीच आरोग्यपूर्ण शरीर व मनाची गुरूकिल्ली होय.

◆

www.ingramcontent.com/pod-product-compliance
Lightning Source LLC
LaVergne TN
LVHW052002060526
838201LV00059B/3793
* 9 7 8 8 1 7 7 6 6 6 1 2 0 *